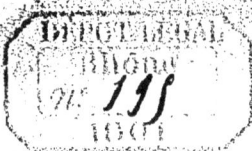

191

PYO-PNEUMOTHORAX

SOUS-PHRÉNIQUE

PAR ULCÈRE PERFORANT DE L'ESTOMAC

Le Dr Pierre FLEUROT

Ancien Externe des Hôpitaux de Lyon,
Ex-Interne à l'Hôpital général de Dijon.

LYON

A. REY IMPRIMEUR-ÉDITEUR DE L'UNIVERSITÉ
4, RUE GENTIL, 4

1901

PYO-PNEUMOTHORAX

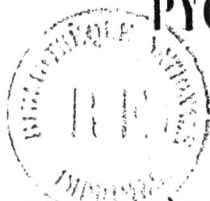

SOUS-PHRÉNIQUE

PAR ULCÈRE PERFORANT DE L'ESTOMAC

PYO-PNEUMOTHORAX

SOUS-PHRÉNIQUE

PAR ULCÈRE PERFORANT DE L'ESTOMAC

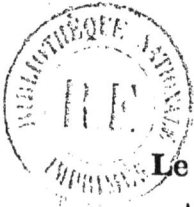

PAR

Le Dr Pierre FLEUROT

Ancien Externe des Hôpitaux de Lyon,
Ex-Interne à l'Hôpital général de Dijon.

LYON

A. REY IMPRIMEUR-ÉDITEUR DE L'UNIVERSITE

4, RUE GENTIL, 4

1901

Je suis heureux, en tête de ces pages, d'exprimer ma vive reconnaissance envers tous ceux qui m'ont guidé dans mes études médicales :

Le Dʳ L. FLEUROT, mon père ;

M. le professeur TEISSIER, mon président de thèse ;

Mes chefs de service pendant les deux années de mon externat dans les hôpitaux de Lyon ;

M. le professeur M. POLLOSSON ;

M. le professeur GAILLETON ;

M. le professeur agrégé ROQUE ;

MM. les Dʳˢ COTTIN et Ed. MORLOT, pendant mon internat à l'hôpital de Dijon.

Je garderai de mes camarades d'internat un affectueux souvenir.

Nous avons eu l'occasion, étant interne dans le service de M. le Dʳ Morlot, à l'hôpital de Dijon, d'observer un malade atteint de pyo-pneumothorax sous-phrénique à la suite d'une perforation d'ulcère de

l'estomac. Grâce à un diagnostic précoce, l'évolution
de la maladie put être suivie avec intérêt. Rapprochant
ce cas d'autres semblables déjà signalés dans la
science, nous avons réuni toutes ces observations pour
en faire l'objet d'une thèse.

M. le Dr Morlot a bien voulu nous guider dans ce
travail; nous l'en remercions vivement.

PYO-PNEUMOTHORAX

SOUS-PHRÉNIQUE

PAR ULCÈRE PERFORANT DE L'ESTOMAC

INTRODUCTION

Le nom de pyo-pneumothorax sous-phrénique,
donné par Leyden[1] (1879) à l'affection que nous décri-
vons, ne laisse pas que d'être incorrect au point de
vue étroit de la terminologie nosographique habituelle.
Il semble, en effet, bien irrationnel de donner le nom
de pyo-pneumothorax à une affection dont le siège est
dans l'abdomen. Mais si l'on veut bien réfléchir que le
principal intérêt des abcès gazeux abdominaux en
question vient précisément de leurs rapports avec la
cavité thoracique du côté de laquelle ils se développent
le plus souvent, et du rapprochement qu'on en peut,
en conséquence, faire avec le pyo-pneumothorax vrai,
on sera indulgent envers une expression qui fait si
bien ressortir le point de vue originel et pratique de
cette affection. L'erreur anatomique qu'elle semble

[1] Leyden, *Berl. klin. Woch.*, 1879.

consacrer est suffisamment corrigée d'ailleurs par l'épithète de sous-phrénique qui lui est adjoint. Ici, nous conserverons donc la dénomination proposée par Leyden, concurremment avec celles d'abcès gazeux sous-phréniques que quelques auteurs, plus soucieux de la correction terminologique, désirent lui voir substituer.

Les auteurs sont d'ailleurs loin d'être d'accord sur la définition de l'abcès sous-diaphragmatique. Nous lisons dans la thèse de M. Rosain[1] : « Ce n'est pas sans surprise que l'on voit dans les publications postérieures au travail du professeur de Berlin des écrivains médicaux confondre dans une même description les suppurations simples du péritoine hépatique avec la maladie de Leyden. Sans doute, ajoute le même auteur, en se plaçant au point de vue exclusivement opératoire, la question est secondaire, après tout, de connaître le contenu exact de l'abcès, mais le médecin, à qui le malade s'adresse tout d'abord, devra faire forcément cette distinction, sans quoi il s'exposerait à des erreurs de diagnostic très graves. »

Güterboch propose de donner le nom d'abcès sous-phréniques exclusivement aux collections offrant un rapport déterminé intime, soit avec le diaphragme, soit avec les viscères thoraciques.

Nous accepterons plutôt la définition plus générale de Lauenstein de Hambourg[2] : « L'abcès sous-phrénique est une collection purulente, limitée à droite par le foie

[1] Rosain, thèse de Paris, 1897.
[2] Lauenstein, Sem. méd., p. 301, 1896.

et le diaphragme, à gauche par le diaphragme, l'estomac, le rein du même côté, la rate et le côlon. » Sa
situation, son évolution en fait un véritable syndrome
clinique complet. Nous nous bornerons, dans ce travail, à faire l'étude des abcès qui reconnaissent exclusivement les origines d'une perforation d'ulcère de
l'estomac. Après un court aperçu historique, étiolo-
gique et pathogénique sur la question, nous nous occu-
perons de l'étude des symptômes, du diagnostic diffé-
rentiel et des complications. Nous terminerons enfin cet
exposé par une revue des différents traitements préco-
nisés pour la thérapeutique du pyo-pneumothorax
sous-phrénique à la suite de perforation d'ulcères de
l'estomac.

HISTORIQUE

La première observation publiée, relative au pyo-
pneumothorax sous-phrénique est de Barlow [1]. Il s'agit
d'une femme qui souffrait depuis huit mois de douleurs vagues à l'épigastre avec vomissements répétés.
Elle fut prise subitement de douleurs à l'hypocondre
gauche, de dyspnée intense, et présentait en outre tous
les signes du pneumothorax. Vingt jours après le début
de la maladie, malgré les signes évidents du pneumothorax, Barlow soutint qu'il ne s'agissait pas d'épanchement pleural, mais que les phénomènes pathologiques
en présence desquels il se trouvait étaient d'origine
sous-diaphragmatique et rappelaient un cas dans
lequel il avait vu un estomac perforé communiquer
avec un vaste abcès péritonéal. Barlow basait son diagnostic sur l'absence de causes pulmonaires ayant pu
déterminer un pneumothorax, sur l'existence de signes
de pleurésie au-dessus de la région où existaient les
signes d'épanchement gazeux, de telle sorte qu'il était
difficile d'admettre dans le thorax un septum pseudo-
membraneux aussi parfait entre deux collections, une
liquide supérieure, une gazeuse inférieure. Enfin Bar-

[1] Barlow, *London Gazette*, mai 1845.

low se fondait encore sur ce fait, que le maximum de sonorité à la percussion était situé au-dessous des fausses côtes. L'autopsie confirma son diagnostic, il s'agissait en effet d'une collection gazo-purulente sous-diaphragmatique, qui communiquait avec la cavité stomacale au moyen de deux orifices et avait refoulé le diaphragme jusqu'à la quatrième côte. Barlow est donc le premier observateur qui ait reconnu, pendant la vie du malade, l'affection qui nous occupe. Vinrent ensuite les observations de Williams (1845), Wintrich (1854), Bouchaud (1862), Rigal (1874), Louison (1876), Pfühl (1877), Eisenlohr, etc. Mais c'est à Leyden (1879) que revient le mérite d'avoir le premier fait paraître un mémoire assez complet sur la question, d'avoir montré l'intérêt particulier de ce genre d'abcès gazeux, et de l'avoir décrit à titre de syndrome ou maladie spéciale : le *pyo-pneumothorax sub-phrénicus de Leyden*, ou, mieux, la *maladie de Leyden*.

Presque en même temps, Cossy dans un mémoire étudiait « le pneumothorax engendré par des gaz provenant du tube digestif ». Dans ce travail, Cossy distingue trois classes de pneumothorax d'origine gastro-intestinale :

a) Pneumothorax intra-pleural vrai. Les gaz se répandent dans la cavité pleurale, tels les cas d'Andral, de Virchow, de Schmidt.

b) Pneumothorax interpleuro-diaphragmatique, dont il cite deux cas personnels. Les gaz s'accumulent après perforation du diaphragme entre cet organe et la plèvre.

c) Pneumothorax sous-diaphragmatique, il cite comme exemple les deux cas d'Eisenlohr.

M. le professeur Jaccoud a consacré à cette affection
une très intéressante clinique *(Leçons de clinique médicale faites à l'hôpital de la Pitié*, 1883-1884).

Herrlich *(Charité Annalen*, 1883-1884), a publié de
nouveaux faits et donne une bonne observation de
cette affection ; aussi, souvent l'abcès sous-phrénique
est-il désigné sous le nom d'abcès d'Herrlich.

Quelques cas sont publiés ensuite et sont, à l'occasion
de deux observations personnelles, réunis par Scheurlen dans une communication faite en 1889 à la Société
de médecine interne de Berlin. Dans la discussion qui
suivit, Landgraff ajouta un cas personnel et Guttmann
signala une nouvelle observation de pneumothorax
interpleuro-diaphragmatique. Dans une communication
faite en 1890 à la Société médicale des Hôpitaux de
Paris, MM. Debove et Rémond relatent un cas personnel terminé par la guérison après intervention, et au
terme de pyo-pneumothorax sub-phrénicus, mauvais
pour plusieurs raisons, proposent de lui substituer
celui d'abcès sous-diaphragmatique.

Enfin, en 1892, paraissent deux nouveaux cas, l'un
de Leyden, terminé par la mort, l'autre de Reusers
quant à la suite d'une intervention chirurgicale.

En France, nous avons les ouvrages de MM. Jaccoud
(1883- 1884 - 1885), et Debove, l'observation de
MM. Teissier et Doyen, les thèses de MM. Radaman
(1891), Grandsire (1894-1895), Thouvenin (1896),
Besredka et Rosain (1897). Enfin, citons les travaux
tout récents de MM. Lejars, Monod et Courtois, Suffit
(1897 et 1898), et la thèse de M. Sousselier (Lyon,
1898).

ÉTIOLOGIE ET PATHOGÉNIE

La plupart des organes de la portion sus-ombilicale de l'abdomen peuvent donner naissance à l'abcès sous-diaphragmatique.

Les lésions du foie telles que les kystes hydatiques, les abcès, la cholécystite ont été plusieurs fois signalés dans l'étiologie des abcès non gazeux sous-diaphragmatiques. Dans des cas très rares à la vérité, le foyer purulent contenait même des gaz.

Les kystes hydatiques et les abcès de la rate, les abcès du rein, l'appendicite même peuvent également se retrouver à l'origine du pyo-pneumothorax. La métrite puerpérale aurait même été signalée.

Scheurlen cite un cas où l'abcès sous-phrénique fut cons?cut?f à une contusion abdominale, cette contusion s'était accompagnée d'épanchement sanguin rétro-péritonéal qui suppura. Les maladies générales, telles que la fièvre typhoïde, l'impaludisme, peuvent, par leurs localisations sur la rate, amener la formation d'un abcès sous-diaphragmatique. Enfin, M. Jaccoud a publié une observation où la cause déterminante était un foyer de péritonite tuberculeuse arrivée à la période de caséification.

Toutes ces causes sont en réalité très intéressantes à connaître ; mais tout au moins pour ce qui a trait aux abcès sous-phréniques gazeux, ce ne sont pas les plus importantes. Bien autrement grande est la fréquence des perforations gastriques dans l'étiologie du pyo-pneumothorax sous-phrénique, et presque toutes ces perforations relèvent d'un ulcère de l'estomac. Cette conclusion découle de la lecture des diverses statistiques. Sur trente-quatre cas d'abcès sous-diaphragmatiques cités par Scheurlen, l'ulcère figure onze fois comme cause : « La perforation par ulcère de l'estomac est, dit M. Debove, la cause presque exclusive du pneumothorax sous-diaphragmatique. » — « C'est, dit aussi M. Bouveret, à la marche envahissante et à la perforation d'un ulcère que sont dues la plupart des péritonites de l'étage supérieur de l'abdomen. »

En effet, dans l'affection qui nous occupe, l'étiologie est très simple et pour ainsi dire unique : le contenu de l'estomac perforé se répand dans le péritoine et la péritonite est constituée. Ces perforations qui surviennent dans l'estomac à la suite du processus destructif de l'ulcère rond sont souvent rapidement mortelles, soit en raison de l'hémorragie, soit par la péritonite généralisée que développe l'issue du contenu stomacal. Mais quand des adhérences préalables existent entre l'estomac ulcéré et les organes voisins correspondants, la perforation stomacale peut se faire sans donner aucun symptôme, et l'estomac ainsi perforé, dans le sens anatomique du mot, se comporte, sauf les symptômes secondaires, comme s'il ne l'était pas. Ces adhérences fermées de tous côtés forment une cavité locale

et sous-phrénique, « sorte de diverticule stomacal »
(Damaschino). Dans cette cavité, les gaz gastro-intes-
tinaux font irruption entraînés, avec le contenu stomacal. Leyden attribue, dans la pathogénie du pyo-pneumothorax sous-phrénique, un grand rôle au météorisme
intestinal, et voici résumée sa théorie :

L'issue d'une certaine quantité de matières résultant
d'une perforation stomacale développe immédiatement une péritonite, dont un des symptômes les plus
précoces est, on le sait, un météorisme souvent très
intense. Ce météorisme, en comprimant les unes contre
les autres les anses intestinales, apporte d'abord un
obstacle à l'issue des matières et des gaz par la perforation, puis contribue à limiter la cavité de l'épanchement et favorise le développement d'adhérences par
péritonite circonscrite. L'air échappé gagne les parties
supérieures de l'abdomen au-dessus du foie et de la
rate, et s'accumule dans la concavité du diaphragme où
il trouve d'abord place et où il est attiré par une sorte
d'aspiration due à l'action de l'élasticité pulmonaire
pendant l'expiration. Le diaphragme est ainsi refoulé
de plus en plus haut.

La suppuration résulte de la présence de gaz putrides
et de la septicité des matières épanchées. C'est ainsi
que finalement se constitue un foyer à la fois purulent
et gazeux, qui s'agrandit de plus en plus et ne se limite
qu'en raison de l'adhérence des anses intestinales et du
météorisme. Quoi qu'il en soit, les gaz qu'on rencontre
dans la cavité putride sous-diaphragmatique proviennent, dans la plupart des cas, du tube digestif; si la perforation se cicatrise, ils persistent dans la poche pen-

dant un certain temps et peuvent même augmenter jusqu'à la mort.

Quant aux lésions de la plèvre qui accompagnent si fréquemment l'abcès sous-phrénique, elles sont suffisamment expliquées par les connexions lymphatiques qui unissent la plèvre et le péritoine à travers le diaphragme.

Voyons maintenant comment on peut expliquer les phénomènes physiques les plus importants par lesquels se révèle à peu près constamment l'abcès gazeux sous-diaphragmatique, ce sont les signes du pneumothorax, à savoir la succussion hippocratique, le souffle amphorique, le traitement métallique et le bruit d'airain.

La succussion hippocratique est un bruit hydro-aérique résultant du conflit d'un liquide et d'un gaz dans une cavité, conflit que l'on fait naître, dans le cas de pyo-pneumothorax, en secouant le malade, mais qu'on peut aussi provoquer en déprimant un peu brusquement avec la main la paroi abdominale dans la région de l'abcès. Toutes les conditions nécessaires à la production de ce phénomène, on le voit aisément, sont réalisées dans le pyo-pneumothorax sous-phrénique.

Le souffle amphorique se produit, on le sait, toutes les fois qu'une cavité pleine de gaz existe dans le thorax. Il est probable que cette respiration amphorique est due aux vibrations de l'air produites dans les bronches de la portion pulmonaire voisine et que la cavité aérienne ne contribue qu'à donner son caractère, son timbre spécial à cette respiration. La cavité aérienne

n'agirait là que comme un appareil spécial de réson-
nance, transmettant en les modifiant les bruits pulmonaires. Or, si c'est là réellement la véritable explication
de la respiration amphorique dans les cas de pneumothorax, il est aisé de comprendre qu'elle s'applique également aux cas des abcès gazeux que nous étudions.
En effet, il s'agit là de cavités aériennes très voisines
du poumon et susceptibles de consonner comme nous
l'indiquons. Qu'un râle muqueux ou sous-crépitant
vienne à éclater dans les bronches de la région pulmonaire voisine, ce bruit pourra prendre le caractère du
tintement métallique. La présence d'une fistule ou d'une
perforation ne serait, on le voit, nullement nécessaire
à la production des phénomènes précédents.

Cette théorie n'est pas universellement admise.
Tchudnowsky (cité par Leyden) admet que les phénomènes amphoriques sont liés à l'existence d'une communication entre l'abcès gazeux et le tube digestif.

Leyden, dans certains cas où le souffle amphorique
ne s'entendait qu'à l'expiration, admet que le souffle est
dû à l'action des gaz, qui par suite de l'élévation du
diaphragme seraient, en quelque sorte, aspirés dans la
cavité de l'abcès. Nous ne citons ces explications que
pour mémoire.

Quant au bruit d'airain, il existe dans les cas de pyo-
pneumothorax sous-phrénique. Il est évidemment, dans
les deux cas, sous la dépendance des mêmes conditions
physiques.

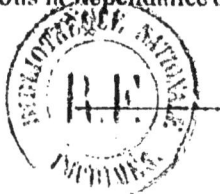

ANATOMIE PATHOLOGIQUE

Ainsi que le font voir les autopsies recueillies par Lang et par nous-même, le processus suppuratif a lieu dans l'espace sous-phrénique. A cette région anatomique on assigne les limites suivantes: la base est formée par la face supérieure du lobe droit du foie dans la moitié droite de l'abdomen, du lobe gauche du même organe, et par le côlon transverse dans la moitié gauche, où l'on rencontre également la rate, l'estomac, l'origine du duodénum et du grand épiploon. Les parois supérieures et latérales sont constituées par la voûte diaphragmatique.

Grâce au pouvoir que possède le péritoine de s'accoler par ses surfaces sous l'influence d'excitants tels que le contenu intestinal, le pus, les liquides pathologiques septiques, il se forme entre le diaphragme et les organes précités des adhérences. Elles sont composées de traînées de fibres, puis de tissu conjonctif organisé; elles cloisonnent du même coup la cavité de l'abcès et transforment en abcès enkysté sous-phrénique les collections purulentes de cette région. L'espace sous-diaphragmatique, on le voit, n'est pas envahi complète-

ment par l'abcès. Dans la région on trouve des barrières
naturelles qui mettent obstacle à son expansion ; ce
sont, sur la ligne médiane, le ligament suspenseur du
foie, obstacle naturel s'opposant à l'irruption des produits septiques d'un côté de l'abdomen dans l'autre
moitié, ce ligament peut être parfois perforé ; le fait
est rare. La seconde barrière est constituée par le ligament coronaire, son importance est moindre. Il ferme
simplement en arrière la cavité virtuelle sous-phrénique, de cette façon elle n'est plus ouverte qu'en
avant ; c'est, la plupart du temps, en ce point que se
forment les premières adhérences.

L'abcès a cependant le plus souvent une grande
tendance à siéger à droite, ainsi que permettait de le
supposer le siège plus fréquent de l'ulcère à l'antre
pylorique. Les différentes autopsies que nous avons
colligées montrent une topographie en bien des points
semblables : une poche limitée par le diaphragme en
haut, la face supérieure du lobe droit du foie en bas, à
gauche le ligament suspenseur, à droite la paroi inféro-
latérale du thorax et la partie costale du diaphragme.

La seule particularité des abcès droits consiste dans
les changements de limites que leur font subir les adhérences ; l'abcès peut proéminer en haut ou en bas, se
trouver plus ou moins rapproché du ligament suspenseur. C'est ainsi que, dans certaines autopsies, on a
remarqué une adhérence directe entre le foie et le
diaphragme sur certains de leurs points. Le foie est
généralement peu descendu au-dessous de sa position
normale pour ce qui est de son bord antérieur au moins
autour duquel il peut basculer.

Quant aux abcès gauches, la diversité des disposi-
tions anatomiques est plus grande. Ce fait est évidemment dû à la multiplicité des organes contenus dans
cet hypocondre, des replis mésentériques nombreux,
et à la présence de l'épiploon.

Le cas type des abcès sous-phréniques gauches nous
est fournit par l'observation de Leyden [1], abcès gauche
contenant gaz et pus. Cavité sous-diaphragmatique
limitée à gauche par le ligament suspenseur, en avant
et en dehors par la paroi abdominale, en bas par
l'estomac, la méso-côlon, le côlon transverse et le
grand épiploon.

Il existe une autre variété rare d'abcès gauches : ils
ont leur siège dans l'épiploon, derrière l'estomac,
s'étendant dans l'espace sous-costal gauche. Un ulcère
de la paroi postérieure de l'estomac peut amener, par sa
perforation, la formation d'une collection gazo-purulente, ayant pour plancher le méso-côlon et le petit
épiploon et pour plafond le diaphragme. Les parties
latérales sont constituées par le foie et la rate.

Nous arrivons enfin à une forme dont la littérature
médicale possède peu de cas : destruction du ligament
suspenseur, abcès sous-phrénique total, remplissant
entièrement la voûte diaphragmatique (cas de Rigal [1]).

Il est probable que la destruction du ligament suspenseur doit être attribuée à son inflammation. Nous
voyons, en effet, que les organes sont intéressés dans
leur texture par le voisinage des produits gazo-puru-

[1] Leyden, Berl, klin. Woch., 1879,
[1] Rigal, Soc. méd. des hôp., Paris. 1874.

lents, ce qui explique leur destruction possible, ligament suspenseur, diaphragme, etc.

La cavité est tout entière tapissée par une membrane
pyogénique d'environ 3 millimètres d'épaisseur, elle
est facilement décollable. Au point de vue histolo-
gique, cette membrane est constituée par du tissu conjonctif, recouvert de fausses membranes purulentes;
on y décèle la présence de vaisseaux de néoformation,
quand l'affection est ancienne.

On rencontre sur la surface interne des villosités susceptibles de se détacher, et de former dans l'abcès un
amas de détritus qui se mélangent au pus. En effet, le
contenu des abcès sous-phréniques est presque toujours
séro-purulent ou franchement purulent; liquide horriblement fétide, mélangé à des débris alimentaires en
putréfaction. Quelquefois, l'abcès est simplement purulent, mais le plus souvent, dans les trois quarts des cas,
il contient une grande quantité de gaz.

La bactériologie n'est pas riche en documents, les
examens sont rares. Toutefois, on a trouvé du bacille
de Koch, du streptocoque, du bacille pyocyanique, du
bacille coli et du pneumocoque (obs. I).

Quant à la lésion stomacale qui produit le plus ordinairement l'abcès sous-diaphragmatique, elle siège
toujours à la face postérieure, à la petite courbure ou à
l'antre pylorique. L'ulcère perforé de la face antérieure
sera presque toujours suivi de péritonite généralisée

Lésions concomitantes. — Nous avons vu que les
organes contenus dans la partie supérieure du péritoine
sont reliés entre eux et à la paroi abdominale par des
adhérences plus ou moins solides.

Il y a de la perihépatite et de la périsplénite, sans
altération bien considérable du parenchyme de ces
organes. Outre la collection principale, on rencontre
quelquefois d'autres foyers secondaires situés à des
niveaux différents, limités par les organes voisins et les
fausses membranes qui les réunissent. Ces foyers com-
muniquent ordinairement avec la cavité principale par
des trajets fistuleux plus ou moins longs et larges. Dans
une des observations de Leyden, une collection purulente
était située en avant et au-dessous du côlon transverse, et
communiquait avec la cavité sous-diaphragmatique au
moyen d'un trajet fistuleux du diamètre du petit doigt.
Dans une autre observation du même auteur, l'autopsie
révéla la présence de deux petites collections secondaires situées, l'une dans les plis du mésentère, entre
le duodénum et le côlon transverse, l'autre au niveau
du lobe droit du foie, près de la vésicule biliaire.

Ces collections étaient sans relation avec le foyer
principal. Dans un cas d'Eisenlohr, on trouva entre la
face inférieure du foie et le côlon transverse, qui y adhé-
rait en plusieurs points, une petite collection purulente
qui ne semblait pas non plus communiquer avec la
grande cavité. Un certain nombre d'organes peuvent
être altérés par le seul fait de leur voisinage de l'abcès;
c'est ainsi que le péritoine peut être envahi secondaire-
ment et présenter alors tous les signes d'une péritonite
généralisée. On le trouve rouge, injecté, dépoli, recouvert çà et là de dépôt pseudo-membraneux. Il renferme
un liquide séro-purulent.

Les anses intestinales sont hyperémiées, reliées
entre elles par des adhérences, recouvertes d'exsudats

purulents, gris verdâtre. Leur paroi est épaissie. Il
n'est pas rare, dans les cas d'abcès graves, de trouver
des lésions accessoires de l'intestin consistant en ulcé-
rations superficielles plus ou moins larges.

Le foie est pâle, recouvert d'enduits putrilagineux,
sans lésion de son parenchyme. Dans les cas avancés,
cependant, on constate un certain degré de dégéné-
rescence graisseuse. Quelquefois on a trouvé à sa face
convexe des pertes de substance, à fond purulent et
gagnant en profondeur. La capsule de Glisson ainsi que
le ligament suspenseur du foie sont souvent épaissis,
blanchâtres; de plus, il y a, nous l'avons déjà indiqué,
des adhérences multiples avec les fausses côtes et la
paroi abdominale. Grâce à ces adhérences, le viscère
ne subit pas d'abaissement notable. Quelquefois,
cependant, on l'a vu subir un mouvement de rotation
sur son axe horizontal, à la suite duquel sa face antéro-
supérieure s'étant éloignée de la paroi abdominale se
trouve dirigée en haut.

La rate est augmentée de volume, adhérente par sa
convexité au diaphragme, atteinte de périsplénite. Dans
plusieurs autopsies (obs. I), la rate a été trouvée réduite
en bouillie.

Tous les gaz accumulés dans la cavité de l'abcès pro-
duisent le refoulement considérable du diaphragme, le
sommet de sa convexité peut atteindre la quatrième et
parfois la troisième côte.

C'est ainsi que la texture même du diaphragme peut
être modifiée. Cette modification se manifeste par la
distension passive et l'élévation de la voûte diaphragmatique (Bogoleppoff).

Une autre cause mise en lumière par Leyden, explique l'élévation du diaphragme. La pression constante du pus provoque une douleur vive, et pour s'y soustraire le diaphragme cesse de se contracter, se relâche, et cependant le poumon l'attire à lui, augmentant ainsi sa voussure. Le maximum de cette voussure se rencontre dans la zone musculaire, fait en pleine concordance avec l'explication de Leyden.

Le diaphragme adhère alors à la paroi thoracique par des adhérences pleurales extrêmement solides. Rappelons que dans un cas de Pfühl, où l'on croyait avoir affaire à un épanchement pleurétique, une ponction ayant été pratiquée, le trocart traversa le diaphragme ainsi fixé et pénétra dans la cavité péritonéale. Dans presque tous les cas de pyo-pneumothorax, le diaphragme est le siège de lésions profondes. Sans parler de la lymphangite qui propage l'inflammation du péritoine à la plèvre, on constate dans nombre de cas que la fibre musculaire est gangrenée et détruite, au point d'établir une communication entre le foyer gazo-purulent et le poumon.

Cette perforation diaphragmatique, dont le diamètre peut varier de 1 à 4 centimètres, se produit au point culminant, le plus tendu de ce muscle.

Par cet orifice se fait, à l'aide d'un trajet fistuleux que circonscrivent les fausses membranes pleurales et le parenchyme pulmonaire gangrené, une communication entre l'abcès et les bronches, de telle sorte que le pus est évacué par vomique. D'autre fois le diaphragme ne présente qu'une ulcération superficielle, n'intéressant qu'une partie de son épaisseur; ou bien il offre de petits abcès, sans aucune perforation, Qu'il y ait perforation ou non, dans tous les cas il adhère au poumon. Il se développe comme lésion de voisinage, probablement due aux nombreuses communications lymphatiques du diaphragme, soit une pleurésie sèche, soit une pleurésie exsudative. L'épanchement pleural peut être séreux, séro-sanguinolent ou purulent. Il varie de quelques grammes à un litre. Cette pleurésie peut se localiser à un côté, mais elle s'étend fréquemment aux deux sans présenter pour cela forcément les mêmes caractères à droite et à gauche.

Elle peut, en effet, être séro-adhésive d'un côté et purulente de l'autre. Le liquide pleural peut être mélangé des gaz qui proviennent alors soit des bronches, soit de la cavité abdominale. Eisenlohr a pensé que l'épanchement purulent de la pleurésie provient tout simplement de l'abcès dont le contenu aurait fusé dans la cavité pleurale. Leyden croit au contraire que les deux épanchements purulents, sous-diaphragmatique et pleural, ne sont jamais de même nature même lorsqu'il existe une perforation du diaphragme. Il base son opinion sur la non-fétidité du pus pleural alors que celui de l'abcès sous-phrénique exhale ordinairement, nous le savons, une odeur fécaloïde. L'épanchement purulent serait dû à une pleurésie secondaire développée par contiguïté.

Les lésions du poumon sont aussi fréquentes que celles de la plèvre. Les poumons adhèrent, avons-nous dit, par leur base à la surface convexe du diaphragme. A ce niveau, ils sont creusés de foyers gangreneux dont les dimensions varient de celles d'un pois à celles d'un œuf de poule. A l'autopsie du malade dont nous rapportons plus loin l'observation (obs. I), nous avons trouvé la base du poumon correspondant à l'abcès transformée en une vaste cavité gangreneuse à contenu formé de détritus ramollis gris-noirâtres, d'odeur fétide.

Le poumon le plus voisin de l'abcès est ratatiné, refoulé en haut et en arrière contre la colonne vertébrale et paraît fortement comprimé. Les lobes supérieurs des poumons n'offrent pas de lésions et ne sont pas comprimés.

Signalons enfin la congestion et la sclérose à titre de lésions accessoires fréquentes du poumon.

Le péricarde est assez souvent touché, on le trouve adhérent à la plèvre. Quant à la péricardite, qu'on a plusieurs fois notée, elle a le plus souvent les caractères de péricardite sèche. Les faces pariétale et viscérale de la séreuse sont recouvertes de dépôts fibrineux à surface inégale. Il peut y avoir symphyse cardiaque partielle. La péricardite exsudative est plus rare ; le liquide peut en être séreux ou purulent. On explique ces péricardites de la même façon que les pleurésies, c'est-à-dire par infection de voisinage.

Le cœur subit quelquefois de très notables déplacements en haut et à gauche lorsque l'abcès gazeux siège à droite, ce qui est le cas le plus fréquent ; en haut et à droite lorsque l'abcès siège à gauche. La constatation de ces déplacements cardiaques a, nous le verrons, une grande importance pour le diagnostic.

Le myocarde peut être anémié, d'aspect jaunâtre ; il peut y avoir hypertrophie. On n'a pas signalé de lésions de l'endocarde ni des valvules.

SYMPTOMATOLOGIE

Le début du développement du pyo-pneumothorax sous-phrénique se traduit toujours par un certain nombre de phénomènes que l'on pourrait qualifier de prodromiques.

Ces phénomènes ne sont pas, en réalité, pour la plupart, propres au pyo-pneumothorax sous-phrénique, mais bien plutôt dus à la lésion stomacale qui prépare la maladie. Dans l'affection qui nous occupe, ce sont spécialement des symptômes d'ulcère de l'estomac.

En interrogeant les malades, on retrouve, par conséquent, dans leur histoire quelques-uns des symptômes de la maladie première : on apprend qu'ils ont eu antérieurement des douleurs au niveau de l'épigastre, des crises très douloureuses, des vomissements, des hématémèses et du méléna. Mais ce qu'il y a de particulier dans la succession de ces accidents, c'est que les symptômes d'ulcère ont pu apparaître pour la première fois depuis des mois ou des années, disparaître ou s'améliorer sous l'influence du traitement, pour revenir à plus ou moins longue échéance tourmenter le malade, subissant ainsi des alternatives d'amélioration et d'ag-

gravation, et précédant de longue date l'épisode ter-
minal. Ce qu'il y a de particulièrement embarrassant
pour le clinicien, c'est que les symptômes peuvent
avoir laissé peu de traces dans l'esprit du malade, parce
qu'ils n'auront existé qu'à l'état d'ébauche. Après une
période plus ou moins longue, un jour arrive, néan-
moins, où l'ulcère, creusant toujours, entame le péritoine, et cela, sans cause appréciable, à la suite d'un
effort ou d'une simple indigestion.

Alors, deux alternatives se présentent : ou bien il
n'y a au voisinage de l'estomac que des adhérences
lâches et peu nombreuses et, quand se produit la perforation, l'estomac se vide dans la cavité péritonéale,
une péritonite généralisée se développe et le malade
meurt en quarante-huit heures.

Ou bien des adhérences solides ont en quelque sorte
circonscrit d'avance l'inflammation. Même dans ce
cas, des phénomènes de réaction péritonéale généralisée apparaissent; mais au bout de quelques jours ces
symptômes alarmants se calment, l'inflammation se
localise au péritoine sus-ombilical, et l'abcès sous-
phrénique apparaît, avec son cortège de symptômes et
de signes que nous allons passer en revue.

La douleur, souvent atroce, est le symptôme capital.
Limitée à la partie sus-ombilicale de l'abdomen, elle
présente son maximum d'intensité au niveau de l'épigastre et va s'atténuant vers les hypocondres. Elle peut
irradier jusque dans le cou et vers les épaules. Elle
existe même au repos le plus complet, et est accrue
par tout ce qui ébranle la région malade, par la palpation, par la toux, par les efforts de vomissement, par

les inspirations profondes et les mouvements du patient.

Senator indique comme signes précis à la péritonite sous-diaphragmatique : une certaine raideur du tronc, lorsque le malade veut se lever ou s'asseoir dans son lit; le hoquet, dû sans doute à l'irritation des nerfs du diaphragme ; le décubitus dorsal habituel, les pleurétiques préférant généralement le décubitus latéral.

Parfois même, on note à ce moment du pus dans les garde-robes (Leyden-Jaccoud). Pendant cette première période, les organes respiratoires sont notablement indemnes. Ce n'est que plus tard qu'ils peuvent présenter des phénomènes pathologiques.

Il importe de signaler l'importance de l'absence de la toux et, d'une manière générale, des signes pulmonaires, au début d'une affection qui, précisément, tire son principal intérêt de ce qu'elle simule le pyo- ou l'hydro-pneumothorax vrai. On note pourtant, chez l'homme surtout, des modifications dans le type respiratoire, qui devient costal supérieur au lieu de diaphragmatique comme il est habituellement. Cela tient à ce que le diaphragme est immobilisé par la présence de la collection gazo-purulente située entre lui et le foie.

A la période d'état, le malade présente les symptômes suivants :

A l'inspection, il existe ordinairement une voussure de la partie inférieure du thorax, de l'hypocondre et de l'épigastre ; cette voussure est d'autant plus prononcée que l'épanchement est plus abondant, et que

les gaz et les liquides y sont soumis à une plus forte
tension. Toute cette région est douloureuse à la pression ; au contraire, la partie sous-ombilicale de l'abdomen reste souple, sans météorisme, et la palpation n'y
provoque pas ou presque pas de douleur.

Les espaces intercostaux inférieurs sont élargis et
font saillie entre les côtes écartées. Ces dernières,
d'après Guéneau de Mussy, subissent même quelques
modifications dans leur obliquité ; dans les collections
sus-diaphragmatiques l'obliquité des côtes augmente,
tandis qu'elle diminue dans les collections sous-diaphragmatiques. Le côté du thorax en rapport avec la
collection est amplifié, dilaté dans ses deux tiers inférieurs, ce qui peut être constaté, soit par la simple
inspection, soit par la mensuration. Ce côté est gêné
dans son fonctionnement, très peu mobile, parfois
tout à fait immobilisé contrairement au côté opposé.
Les mouvements respiratoires sont superficiels et se
font à la partie supérieure du thorax.

La **palpation** augmente la douleur, révèle une tension insolite de la paroi abdominale, et quelquefois, dit
M. Bouveret, un œdème du tissu cellulaire sous-cutané
qui se propage plutôt en arrière vers la région lombaire. La palpation du thorax peut, elle aussi, fournir
des indications. Selon que la collection sera sus-hépa-
tique ou sus-plénique, les vibrations thoraciques auront disparu à droite ou à gauche, dans une hauteur
variable, de la région inférieure du thorax, tandis
qu'elles auront conservé dans les parties supérieures
leurs caractères normaux.

La **percussion** fournira des renseignements très différents, suivant que le diaphragme aura été fortement refoulé en haut ou que la collection se sera surtout développée du côté de l'épigastre. De toutes façons, la percussion révèlera une zone tympanique limitée inférieurement par de la matité, le tympanisme correspondra à la zone occupée par la collection gazeuze, et la matité indiquera la présence de l'épanchement liquide. Si le diaphragme est refoulé très haut dans le thorax, on trouvera, par la percussion, de la sonorité tympanique très nette et remarquable placée entre la matité inférieure et une zone résonnante supérieure. La matité révélée par la percussion, et qui traduit la présence de l'épanchement liquide, augmente parfois dans la station assise, elle change de forme et d'étendue d'une façon rapide et manifeste suivant les diverses situations données au malade. « Sa limite supérieure est une ligne courbe dont la convexité serait, dit-on, plus prononcée que dans le cas de pleurésie et qui s'abaisserait pendant l'inspiration. Ce sont là des nuances sur lesquelles il est difficile d'établir un diagnostic » (Bouveret). D'ailleurs, les résultats de la percussion sont très variables et en général peu précis, car le foyer purulent est rarement en rapport avec une grande étendue des parois abdominales antérieure et postérieure.

Stokes fait remarquer que le cœur est déplacé de bas en haut, et non pas latéralement comme dans le cas d'un épanchement de la plèvre.

Dans la généralité des cas, à l'**auscultation** on perçoit les signes d'un pneumothorax partiel inférieur.

On constate du bruit d'airain, du tintement métallique, du souffle amphorique et du bruit de flot par succussion (obs. I, III, IV, etc.), tout en somme peut faire croire à un hydropneumothorax, Mais Deschamps attire justement l'attention sur ce point, les signes que l'on trouve au sommet du poumon ne concordent plus avec la symptomatologie du pneumothorax ; la respiration sous-claviculaire est presque normale ; presque, car le refoulement du poumon par le diaphragme augmente sa densité, le tasse, et le bruit vésiculaire normal se traduit par une respiration soufflante, douce. Le murmure vésiculaire, en tous cas, cesse brusquement au niveau supérieur de la région gazeuse sonore, et à sa place on entend un souffle amphorique. Ce niveau lui-même, variant avec la profondeur de l'inspiration, ce ne sera pas une des moindres particularités de cette auscultation que de trouver une limite aussi nettement indiquée par les signes perçus et aussi variable sous l'influence des mouvements respiratoires.

La respiration, nous l'avons vu, est costale supérieure. Elle est superficielle. Le nombre des mouvements est très considérable : il oscille entre 24 et 48 par minute, mais on rencontre dans la littérature des cas où le nombre des respirations atteignait les chiffres presque invraisemblables de 60 et même de 86 par minute (Pusinelli). Dans ce cas, le diaphragme était refoulé en haut jusqu'à la deuxième côte et le foie abaissé jusqu'à l'ombilic.

A gauche, les bruits au cœur retentissent d'une façon exagérée et prennent un timbre métallique.

Pour qu'on perçoive tous ces signes, il faut cependant la réunion de plusieurs conditions ; l'épanchement gazeux est abondant, il est placé tout à fait sur le diaphragme ; ils peuvent aussi être masqués par une pleurésie. Ces signes stéthoscopiques du pneumothorax font défaut si le foyer de périgastrite est moins profond, plus inférieur, développé du côté de la paroi abdominale antérieure.

La fièvre n'offre pas de caractères spéciaux, elle existe toujours au-dessus de la normale, oscillant entre 38 et 39 degrés ; quelquefois intense, 40, 41 degrés, elle présente fréquemment des rémissions matinales. Le pouls est petit, peu tendu ; la respiration est fort embarrassée, l'appétit est nul et l'amaigrissement très rapide.

MARCHE ET TERMINAISONS

En dehors de toute complication, la mort survient
très souvent dans la fièvre hectique, au bout d'une durée
de six semaines ou deux mois, ainsi que nous le remar-
quons dans la plupart de nos observations. D'autres
fois, la terminaison fatale est amenée plus rapidement
au bout de deux à trois semaines, par un nouvel accident : en effet, la périgastrite suppurée finit, tôt ou
tard, par s'ouvrir. La rupture dans le péritoine est tout
à fait exceptionnelle, elle provoque une péritonite
générale et promptement mortelle. L'ouverture par la
peau est un peu moins rare; Brinton en a rassemblé
huit cas, elle s'annonce par un phlegmon de la paroi
abdominale antérieure dont l'évacuation spontanée ou
chirurgicale laisse une fistule gastrique temporaire ;
c'est là un mode de guérison naturelle. L'irruption du
pus dans le péricarde est aussitôt suivie d'une péricardite purulente ou d'un pyo-pneumo-péricarde, deux
complications également fatales. Si le pus est évacué
par l'intestin grêle, l'accident peut passer inaperçu.
C'est plutôt le côlon transverse qui est perforé, il survient alors une diarrhée subite, abondante, contenant

du pus, et si l'estomac communique encore avec le foyer périgastrique, cette diarrhée persiste longtemps et présente parfois le caractère lientérique.

On a vu l'inflammation suppurative atteindre de gros troncs veineux, déterminer par exemple : la thrombose et la phlébite de la veine porte.

Le plus souvent, le pus est évacué dans la cavité thoracique. La perforation du diaphragme est ordinairement annoncée par une douleur violente et persistante dans la région dorso-lombaire. Si la plèvre est libre d'adhérences, il s'y développe rapidement un grand épanchement purulent et l'on constate les signes d'un pyo-pneumothorax général. Lorsque la base du poumon est soudée par des adhérences à la convexité du diaphragme, et c'est le cas le plus fréquent, le pus abdominal pénètre dans le parenchyme même du poumon, non sans y développer une bronchopneumonie suppurative ou gangreneuse, le patient crache une grande quantité de pus horriblement fétide.

DIAGNOSTIC

Le diagnostic des abcès gazeux sous-phréniques est entouré de très grandes difficultés. Aussi ne doit-on pas s'étonner de la longue série des signes distinctifs indiqués principalement par Leyden, par Pfühl, Jaccoud, Scheurlen, Senator, caractères d'inégale valeur etdont le groupement sera souvent nécessaire pour établir un diagnostic d'une manière à peu près certaine.

Ainsi que le fait M. Grandsire (th. Paris 94-95), nous réunirons sous cinq chefs principaux tous ces signes et ensuite nous examinerons leur importance.

1° **Symptômes fournis par la marche de la maladie et les circonstances antérieures.** — Le début de la maladie est souvent précédé d'accidents abdominaux très nets, qui se révèlent pendant un temps plus ou moins long; par conséquent, si l'on vient à constater chez un malade des signes à siège thoracique, nous voulons dire les signes d'un pyo-pneumathorax partiel, on sera frappé de ce fait que cet accident n'a été précédé d'aucune affection pulmonaire susceptible

d'en expliquer l'apparition. Au contraire les symptômes à siège abdominal attireront l'attention sur l'état
pathologique de cette cavité : cette constatation constitue un des éléments les plus importants du diagnostic.

2° **Signes physiques.** — *a)* L'extension des signes
physiques de pleurésie ou de pneumothorax dans une
région inférieure à celle occupée d'ordinaire par ces
affections; dans le pneumothorax sous-phrénique la
sonorité empiète sur l'abdomen ;

b) Persistance d'une respiration normale à la partie
supérieure, au-dessus de la région du tympanisme ;

c) Mobilité anormale de la matité à la suite des changements de position ;

d) Déplacement du cœur, soit directement en haut,
soit en haut et à gauche ;

e) Production fréquente de vomiques fétides, dans
lesquelles on peut rencontrer des éléments dont l'origine est manifestement abdominale (Leyden).

f) En cas de vomique, l'intégrité de l'appareil respiratoire attire nécessairement l'attention vers l'abdomen.

g) Début subit de la pleurésie (Jaccoud).

h) Apparition du pus dans les selles au cours d'une
affection thoracique.

3° **Résultats de la ponction et du lavage.** —
Il faut attacher une grande importance aux renseignements fournis par une ponction exploratrice (Pfühl-
Scheurlen), non pas seulement au point de vue des qua-
lités spéciales du pus, mais surtout au point de vue du
mode d'écoulement de ce liquide.

Lorsqu'on fait une ponction exploratrice, dit Scheurlen, cette ponction donne toujours du pus putride. Si la ponction d'un espace intercostal supérieur amène un liquide simplement séreux, et qu'en ponctionnant un espace intercostal inférieur on obtienne du pus putride, on peut en conclure sûrement qu'une épaisse cloison, comme le diaphragme, doit être interposée entre ces deux liquides. Le liquide clair séro-fibrineux provient, dans ce cas, de la pleurésie simple qui peut accompagner la collection purulente sous-diaphragmatique.

Le deuxième caractère fourni par la ponction, consiste dans la façon dont la pression du liquide et la vitesse de l'écoulement sont influencées par les deux temps de l'acte respiratoire. Si, en effet, au moment de la ponction, on adapte un manomètre au tube d'écoulement, on constate, dans le pyo-pneumothorax sousphrénique, que la colonne mercurielle monte dans l'inspiration et s'abaisse dans l'expiration. Or, il n'est pas nécessaire d'ajouter un manomètre au tube d'écoulement pour constater ces signes qui ont été mis en lumière par Pfühl. Jaffé a montré qu'il suffisait de tenir compte de la rapidité d'écoulement du liquide. Si le pus s'écoule plus rapidement pendant les inspirations, c'est qu'il vient d'une cavité sous-diaphragmatique ; dans le cas contraire, il est sus-diaphragmatique.

Dans un cas, le lavage mit Ewald sur la voie du diagnostic. Le liquide, « déjà devenu très clair, était brusquement troublé par un mélange de pus et de débris alimentaires ». Cette particularité fit soupçonner l'existence d'un foyer de périgastrite communiquant avec l'estomac.

4" **Symptômes fonctionnels.** — Absence de toux et d'expectoration au cours d'une affection occupant la base du thorax.

Raideur du tronc. Décubitus dorsal habituel. Hoquet (Sénator).

5° **Symptômes généraux.** — *a)* Développement rapide d'un état général grave et mauvais, qui reproduit le tableau des infections aiguës (Jaccoud).

b) Disproportion entre cet état général et les phéno- mènes physiques (Scheurlen).

Malheureusement tous ces signes, malgré leur grand nombre, sont loin d'être pathognomoniques et plus ou moins fidèles.

Le malade donne souvent des renseignements très erronés sur ses antécédents. La phase abdominale reste ignorée si l'on n'a pas assisté à l'évolution com- plète des accidents. L'existence même de la pleurésie, qui se montre suivant Scheurlen dans 50 pour 100 des cas, ne contribue pas peu à égarer le diagnostic. Le cœur n'est pas toujours déplacé. Les vomiques ne sont pas constantes; quant aux résultats donnés par la ponction, ils ne sont pas toujours décisifs. En effet, ainsi que le fait remarquer Guttmann, quand il y a du pus entre la plèvre et le diaphragme (que la collec- tion est par conséquent intra-thoracique), la ponction d'un espace supérieur peut donner un liquide séro-fibri- neux, et une ponction faite plus bas, un liquide puru- lent. De même, de deux ponctions faites pour un

épanchement multiloculaire, la première pourra amener un liquide séreux, la deuxième un liquide purulent.

Fuerbringer regarde le diagnostic comme absolument sûr si, ayant obtenu un liquide séro-fibrineux,
on enfonce l'aiguille dans le diaphragme (ce qui, dit-il,
se manifeste par de fortes excursions respiratoires de
l'appareil) et qu'on retire alors un liquide purulent.
Mais ces fortes excursions respiratoires manquent si
le diaphragme est paralysé, et il l'est souvent.

Quelles sont donc les affections avec lesquelles peut
être confondu l'abcès gazeux sous-phrénique ?

Au début, on a pu croire à l'existence d'une obstruc-
tion intestinale ; douleurs abdominales, météorisme,
prostration du malade. L'erreur est, du reste, fréquente dans la plupart des péritonites suraiguës, mais
la fièvre et les signes de paralysie intestinale diminuent
au bout de quelques jours.

L'existence de la fièvre servira à distinguer l'abcès
sous-phrénique de la colique hépatique dans les cas
cas simples, mais il n'en est pas de même dans les cas
compliqués. « Le caractère particulier de la douleur,
ses irradiations, les troubles fonctionnels concomitants,
la connaissance des antécédents feront bien connaître
la maladie primitive, mais l'interprétation de l'élément
inflammatoire sera souvent difficile. Cependant, on se
rappellera que dans la colique hépatique la douleur
est passagère ; si elle persiste et qu'il existe de l'angio-
cholite, elle devient sourde, profonde, la palpation est
à peine sensible, la fièvre revêt des caractères particuliers ; ce sont des accès de fièvre intermittente hépatique ; il y a de l'ictère. Dans l'abcès sous-phrénique à

cette période, la douleur persiste avec une grande intensité, la palpation est presque impossible, la fièvre
irrégulière, assez souvent modérée; l'ictère n'est jamais
signalé.

Un estomac dilaté et fortement distendu par des gaz
peut simuler le pyo-pneumothorax sous-phrénique.
L'exploration avec la sonde, si elle est possible, et un
lavage sont un moyen de diagnostic très simple et
très sûr. S'il s'agit de périgastrite, les signes d'un
épanchement gazeux persistent malgré l'évacuation de
l'estomac. De plus, la périgastrite s'accompagne de
fièvre et d'un état général grave.

Quant aux kystes hydatiques du foie et aux abcès
non gazeux sous-phréniques (pyothorax sous-phrénique) développés vers le thorax, ils ont sans doute des
caractères communs avec l'affection qui nous occupe.
Mais ce seul fait, qu'ils ne contiennent pas de gaz, les
prive des symptômes qui sont précisément la caracté-
ristique du pyo-pneumothorax sous-phrénique à développement thoracique. Et nous avons énuméré plus
haut ces symptômes avec assez de détails pour n'avoir
pas à y revenir.

La tuberculose pulmonaire accompagnée de grandes
cavernes sera facilement éliminée, en raison de ses
signes physiques et de l'existence antérieure d'hémo-
ptysies, de râles muqueux et d'amaigrissement.

La vraie difficulté du diagnostic consiste à écarter
l'hypothèse de deux affections plus communes : la
pleurésie et le pyo-pneumothorax.

La pleurésie seule ne pourra pas prendre les signes
du pneumothorax, dont on distingue l'abcès sous-phré-

nique par les signes différentiels que nous allons exa-
miner : en faveur du pyo-pneumothorax sous-phrénique on notera le mode de début abdominal et absence
de symptômes pulmonaires, déplacement souvent considérable du cœur, intégrité du poumon opposé à
la lésion et intégrité relative du poumon correspondant
au côté malade, l'irruption d'une vomique putride, et
surtout le mode d'écoulement du liquide pendant une
ponction ainsi que l'abaissement de la limite du tympanisme, lors de grandes inspirations.

PRONOSTIC

Le pronostic est d'une extrême gravité, du moins si l'affection est abandonnée à l'évolution spontanée. La rupture du foyer purulent peut être suivie de mort rapide. Si le malade survit à cet accident, il reste exposé à la résorption purulente.

Cette gravité du pronostic semble tenir surtout à ce que l'affection est rarement diagnostiquée. La mortalité diminue en effet, depuis que les symptômes sont mieux connus et qu'un traitement approprié peut être appliqué en temps utile. Ainsi, tandis que sur vingt et un cas rapportés par Ramadan un seul avait été suivi de guérison, Nowach[1], sur sept opérés, en a pu guérir quatre.

Un diagnostic rapidement posé, une intervention précoce et judicieuse, tels sont les moyens de diminuer encore cette effrayante mortalité.

[1] In Martin, *Pyothorax sous-phrénique*, thèse, Paris, 1892.

TRAITEMENT

« Dès que le foyer de périgastrite suppurée est bien
enkysté, il n'y a pas de doute sur l'opportunité d'une
intervention opératoire. Cette péritonite partielle peut
être traitée avec le même succès que les collections purulentes du petit bassin » (Bouveret). Toute collection
purulente doit être ouverte ; il ne faut pas attendre
qu'elle se fasse jour elle-même par perforation d'un
organe voisin, intestin, poumon, etc.

Avant de tenter toute opération sanglante, il est
souvent utile de faire une ponction exploratrice, ce
sera d'ailleurs un bon moyen de diagnostic, enfin la
canule pourra servir de guide au bistouri si une intervention plus complète est jugée nécessaire. En effet, la
ponction ne sera jamais suffisante pour traiter radica-
lement un abcès situé souvent aussi profondément que
l'abcès sous-phrénique, presque toujours le médecin
aura recours à une intervention plus énergique.

L'opération est relativement facile si le foyer est en
rapport avec une certaine étendue de la paroi abdominale antérieure ; une ponction est faite au point le plus
saillant au niveau de la zone du tympanisme, et, sur le

trocart comme conducteur, on fait une incision transversale de 5 à 6 centimètres. Le doigt introduit
dans le foyer recherche dans quelle direction les adhérences sont le plus étendues. C'est dans cette direction
que l'incision doit être prolongée, on lui donne une
dimension suffisante pour assurer l'évacuation complète et suffisante du pus et des fausses membranes. Si
le pus répand une odeur fétide ou gangreneuse, la
cavité est lavée avec un liquide antiseptique. Mais ce
lavage doit être pratiqué avec beaucoup de modération,
de crainte de rompre les adhérences peu solides. Un
tube à drainage est placé dans la plaie, puis on applique un vaste pansement antiseptique, sur le modèle de
celui de l'opération de l'empyème. Le lavage et le
pansement sont renouvelés d'après les indications que
donnent la marche de la température et le caractère des
liquides évacués par la plaie.

Dans le cas où le foyer de périgastrite est très profond sous le diaphragme, il ne peut être abordé que
par la paroi thoracique. Plusieurs modes opératoires
nous sont donnés : tout d'abord l'incision simple d'un
espace intercostal, soit en avant, soit en arrière, intervention abandonnée, car elle ne donne pas de jour suffi-
sant pour permettre une facile exploration, une large
évacuation du pus.

Pour obtenir ce résultat, on est souvent obligé de
pratiquer la résection d'un fragment de côte sur une
longueur de 4 ou 5 centimètres.

M. le professeur agrégé Siraud a proposé tout
récemment un procédé parapleural discuté dans la
thèse de Tartavez « L'anatomie montre qu'il est possi-

ble d'arriver, sans traverser la plèvre, sur des foyers haut situés sous le diaphragme, de les évacuer et de les drainer directement.

Le procédé qui permet d'atteindre ce but consiste à pratiquer, après résection costale, une incision sur le diaphragme au-dessous de la ligne de réflexion de la plèvre et parallèlement à cette ligne, et à récliner en haut la lèvre supérieure de l'incision diaphragmatique, qui entraîne avec elle le cul-de-sac pleural jusqu'au cinquième espace intercostal au besoin. Les temps de l'opération sont les suivants :

1° Incision de la peau et des parties molles, dans le huitième espace, sur une longueur de 12 centimètres.

2° Résection temporaire, sous-périostée, des huitième et septième côtes, et mobilisation en haut du volet thoracique ainsi formé.

3° Décollement du cul-de-sac pleural de la face postérieure des fragments de côtes réséquées.

4° Incision horizontale du diaphragme et relèvement en bloc du muscle et de la plèvre décollée.

5° Evacuation de la collection liquide, drainage, etc.

Lorsque le foyer sous-diaphragmatique se prolonge quelquefois trop profondément et que ce prolongement est un obstacle à l'antisepsie complète de la cavité suppurante, M. Haward propose de faire une contre-ouverture à la région lombaire.

Jusqu'ici nous n'avons vu que le traitement de l'abcès, mais que fera-t-on pour sa cause, c'est-à-dire pour l'ulcère ? On ne peut cependant pas vider la cavité purulente, la laver, la drainer et laisser subsister la perforation.

Nous avons recherché quelle avait été la conduite des chirurgiens en présence de ces cas tout particuliers, l'abcès semble seul attirer leur attention, le diagnostic de l'affection a été, il est vrai, très rarement porté. Il nous paraît cependant logique d'admettre que si la perforation n'a pas été obstruée par de fortes adhérences, soit aux organes voisins, soit à la cavité même de l'abcès, le résultat de l'opération sera nul. Il faudra donc en même temps que l'on videra l'abcès, traiter la perforation. Dans les cas de péritonite généralisée à la suite d'ulcère perforant, on tente bien la suture de la rupture stomacale, pourquoi n'agirait-on pas de même pour l'ulcère perforé accompagné de péritonite localisée ?

Le manuel opératoire en sera probablement très difficile, la perforation étant le plus souvent postérieure, puis les parois stomacales en contact avec le pus de l'abcès seront plus ou moins amincies ou déchiquetées. Mais si un affrontement classique, une suture régulière ne peuvent être faits, on peut toutefois enfouir la partie ulcérée dans un repli des parois mêmes de l'estomac.

OBSERVATIONS

OBSERVATION I (personnelle).

(Recueillie dans le service de M. le Dr Morlot.)

M..., Auguste, trente-six ans, vigneron. Rien à signaler dans ses antécédents héréditaires.

Ce malade s'est bien porté jusqu'au mois d'août 1895; à cette époque, il commence à ressentir des douleurs gastriques vives, deux ou trois heures après ses repas, avec irradiations entre les épaules; ces douleurs sont calmées par les injections de liquide, elles s'accompagnent de renvois acides, douleurs le matin à jeun. Le 12 octobre 1895, le malade est pris subitement d'une forte hématémèse avec méléna. M. le Dr Morlot, qui le voit à cette époque, porte le diagnostic d'ulcère simple de l'estomac. L'hématémèse passée, le malade est mis au lait et aux alcalins; les douleurs se calment, la santé redevient bonne et reste telle jusqu'au mois d'août 1897, époque à laquelle se reproduisent les crises gastriques. Les années 1898 et 1899 se passent sans nouvelles alertes. Au mois de juillet dernier, le malade recommence à souffrir, éructations

très acides, vomissements alimentaires, amaigrissement notable.

Le 20 octobre, en faisant un effort, le malade est
pris d'une douleur violente à la région épigastrique,
avec irradiation dans tout l'abdomen, nausées, vomissements et gêne de la respiration. Les jours suivants,
la douleur gastrique se calme et il ne reste plus qu'un
point dans l'hypocondre gauche.

Le malade entre le 8 novembre à l'hôpital, il est
amaigri, abattu, avec facies terreux, sans forces et sans
appétit, avec une température de 39 degrés. Il ne se
plaint guère que d'une douleur à la partie inférieure
gauche du thorax.

L'estomac est à peine sensible, de dimensions nor-
males et sans clapotage. Du côté de l'appareil respiratoire, pas de toux ni d'expectoration, respiration
à 24. En arrière et à gauche, les vibrations sont
diminuées, matité jusqu'à la pointe de l'omoplate, léger
skodisme sous la clavicule, l'espace de Traube est normal et le cœur non dévié. A l'auscultation on note un
souffle doux, tubaire avec égophonie; à droite, rien
d'anormal. Rien au sommet des poumons, pas de signe
de tuberculose.

A la partie inférieure du thorax, à gauche, on observe
très nettement la succussion hippocratique, le bruit
d'airain et du tintement métallique.

Le foie n'est pas augmenté de volume, ni abaissé,
le ventre est plat et insensible, si ce n'est sous les fausses
côtes gauches. L'urine analysée ne contient ni sucre
ni albumine, mais beaucoup d'urates. La température
prise régulièrement présente de grandes oscillations

entre 37°5 et 40 degrés, qui se poursuivent pendant
toute la durée de la maladie.

M. le D\r Morlot, qui voit à cette époque le malade
entré dans son service, porte le diagnostic de pyo-pneumothorax sous-phrénique, consécutif à une perforation
de l'estomac avec pleurésie gauche du voisinage.

Le 10 novembre on pratique la thoracentèse, et on
retire environ 1200 grammes de liquide légèrement lou-
che et provenant de la plèvre. Après la ponction, les
signes de pleurésie disparaissent et les signes d'hydro-
pneumothorax persistent intacts.

L'épanchement pleural se reproduit dans l'espace de
quelques jours, et en même temps qu'il se reproduit,
les signes de pneumothorax disparaissent.

Le 18 novembre, dans la soirée, le malade se met à
tousser, à rejeter par la bouche, en toussant, du pus
blanc, crémeux, légèrement âcre et fétide. Dans l'espace de quelques heures il remplit plusieurs crachoirs;
notre malade vient donc d'avoir une vomique. Le
19 novembre au matin, nouvelle ponction pleurale, qui
ramène un liquide jaune citrin, absolument dissembla-
ble du pus de la vomique. Une intervention est décidée,
et le jour même M. le D\r Broussolle fait la laparatomie,
la région stomacale est explorée en avant et en arrière,
en passant au-dessus de la petite courbure et au-dessous de la grande, au travers du méso-côlon transverse; on rencontre des adhérences, mais on ne peut
arriver à trouver du pus.

Les jours suivants la vomique continue et le malade
s'affaiblit de plus en plus. Le 21 novembre, le pus
rendu prend une couleur ocre, analogue à celle du pus

du foie, la vomique conserve cette teinte jusqu'à la
mort du malade, qui survient sans nouveaux accidents
le 26 novembre.

A l'Autopsie, à l'ouverture de l'abdomen, nous
trouvons les anses intestinales légèrement dilatées,
l'estomac présente à sa partie postérieure de nombreuses adhérences qui cloisonnent une cavité d'où
s'écoule un peu de pus, dans cette cavité s'ouvre une
perforation de l'estomac qui correspond à un ulcère
simple de la petite courbure, ulcère dont nous voyons
la disposition en ouvrant cet organe.

La cavité de l'abcès (compris entre l'estomac en
avant, le foie en avant et à droite, le diaphragme en
arrière et en haut) s'ouvre au travers du diaphragme
dans le poumon, et par là dans une bronche, comme
nous pouvons en juger par l'examen de la poitrine.

A l'ouverture du thorax, nous trouvons à gauche
un épanchement pleural de 1 litre environ ; le poumon
gauche, congestionné, adhère fortement par sa base au
diaphragme, et présente une cavité qui communique, au
travers du diaphragme, au point adhérent avec la cavité
stomacale signalée plus haut.

Rien au poumon droit, pas de tuberculose, rien dans
les autres organes.

OBSERVATION II

(Gaz. des hôpitaux, 1890, Debove et Renaut.)

La malade, âgée de trente-trois ans, raconte que,
trois ans auparavant, elle avait eu des douleurs gastral-

giques intenses, accompagnées d'hématémèse et de
mélœna. Sous l'influence du régime lacté, elle parut
guérir ; mais il y a six semaines environ, elle eut une
nouvelle hématémèse, accompagnée de douleurs vives
au niveau de l'appendice xyphoïde et au niveau de la
onzième vertèbre dorsale.

Son état général s'aggravant, elle entra à l'hôpital le
15 août. Elle est pâle, amaigrie, se plaint de vives douleurs à l'épigastre, qui est très ballonné. La rate nous
paraît augmentée de volume, la matité du foie est normale dans la ligne axillaire, mais on constate une sonorité exagérée dans la partie correspondant à son lobe
gauche.

La fièvre s'élevait le soir à 39 degrés. Croyant l'estomac distendu par des gaz, nous le lavons, la distension ne diminue pas, et cependant la tumeur gazeuse
nous semblait bien être l'estomac.

Nous restions dans l'indécision, lorsque, après un examen très attentif, nous crûmes percevoir, à la limite de
la tuméfaction gazeuse épigastrique, une sorte de bour-
relet qui se prolongeait sur la face antérieure du foie.

Cette circonstance nous engage à pratiquer, le 30 août,
avec la seringue de Pravaz, une ponction exploratrice.
Nous faisons sortir des gaz très fétides et une goutte
de pus ; nous ponctionnons avec un appareil aspi-
rateur, il sort des gaz et 500 grammes de pus.
Nous incisons largement (6 centimètres), il sort
encore 1 litre de pus. Le doigt introduit dans la plaie
fait constater que la collection purulente s'étend un peu
en avant du lobe gauche du foie, mais surtout en arrière
de cet organe. Nous plaçons un gros drain qui pénètre

à une profondeur de 28 centimètres, et il nous semble que la plus grande partie de la cavité est en arrière de l'estomac avec un prolongement dans la direction de la rate.

Le soir, il n'y avait plus de fièvre ; elle reparut pendant quelques jours et finit par disparaître le 11 septembre, résultat attribué par nous à de grands lavages avec de l'eau stérilisée, saturée d'acide borique, additionnée d'une petite quantité de liqueur de van Swieten. La situation s'améliorant, nous diminuons progressivement la longueur du drain et le retirons le 7 octobre. Peu de jours après la fistule était cicatrisée, et la malade sortait guérie le 18 octobre.

OBSERVATION III

(Barlow, *London med. Gazette*, mai 1845.)

Femme de trente-neuf ans, entrée à Guy's Hospital, le 26 octobre 1844. Huit mois auparavant, elle avait été soignée pour une gastrite alcoolique, dont elle parut guérir. Il y a quatre mois, elle fut reprise d'accidents gastralgiques et de vomissements qui furent améliorés par un traitement approprié, lorsque, il y a quatre jours, elle ressentit une douleur intense dans le côté gauche et l'épaule gauche, avec une sensation de suffocation imminente qui persista pendant quarante-huit heures.

Phénomènes thoraciques normaux à droite. A gauche, au-dessous de l'angle de l'omoplate en avant et en arrière, son tympanique, respiration amphorique, tintement métallique. Ces signes sont perçus jusqu'au-dessous de l'extrémité antérieure des fausses côtes à l'épigastre. Mort le 13 novembre.

Autopsie. — Le diaphragme est refoulé jusqu'à la quatrième côte ; deux perforations de l'estomac, l'une au niveau du cardia, l'autre sur la paroi antérieure, font communiquer la cavité gastrique avec une poche pleine de pus et de gaz très fétides.

OBSERVATION IV

(Wintrich., In *Virchow's Handbuch der Path. und Therap. der resp. Organe*, 1854, p. 358.)

Femme amaigrie, expectoration catarrhale, dyspnée, bruit d'airain, bruit de flot par la succussion hippo-cratique ; diagnostic : hydro-pneumo-thorax gauche.

A l'autopsie, vaste poche remplie de gaz, de pus et de débris alimentaires, ayant refoulé le cœur sur la ligne médiane et le diaphragme, jusqu'à la troisième côte. Cette poche communique avec l'estomac, par un orifice du diamètre d'une pièce de 1 franc. La perfora-tion siège au niveau d'un ulcère.

OBSERVATION V

(Rigal, *Bulletin de la Société médicale des hôpitaux*, 1874.)

Homme de cinquante ans. Début brusque, tuméfac-tion épigastrique, puis, vers le dix-septième jour de la maladie, signes de pneumothorax droit. On fait une application de pâte de Vienne, on incise sur l'escarre, il sort 1750 grammes de pus mélangé de gaz fétides. Mort.

A l'autopsie, vaste cavité s'étendant d'un hypocondre à l'autre et située entre le foie, l'estomac et le diaphragme. La paroi postérieure de l'estomac porte, à 4 centimètres du pylore, deux perforations récemment cicatrisées.

OBSERVATION VI

(Levison, *Nordikt, medicin Archiv*, 1876.)

Femme de vingt-deux ans. En janvier, hématémèse; en septembre, douleurs subites dans l'hypocondre gauche; quelques jours plus tard, signes d'hydropneumothorax à gauche. On diagnostique une perforation du diaphragme par ulcère de l'estomac. On pratique deux ponctions qui amènent l'évacuation de gaz fétides. Mort de diphtérie.

A l'autopsie, cavité dont les parois sont formées par l'estomac, le foie, la vésicule biliaire, la rate communiquant avec l'estomac par une perforation assez large. La plèvre était saine.

OBSERVATION VII

(Eisenlohr, *Berlin. klin. Wochens.*, 1877, n° 37, p. 539.)

Femme de vingt-quatre ans. Douleurs gastriques antérieures. Il survient des phénomènes de péritonite, puis des signes physiques de pneumothorax. Mort le lendemain de l'entrée à l'hôpital.

A l'autopsie, on constate entre le foie et le diaphragme l'existence d'une cavité remplie de gaz et d'un pus fétide verdâtre. Cette cavité se prolonge en arrière, entre la paroi postérieure de l'estomac, le petit épiploon, le pancréas, le duodénum, le côlon transverse et la face inférieure du lobe gauche du foie. Perte de substance dans la paroi postérieure de l'estomac.

OBSERVATION VIII

(Leyden, *Berlin. klin. Wochens.*, 1879, p. 320.)

Homme de cinquante ans. Vomissements incoercibles au bout de quelques jours; à la base du poumon droit, signes d'hydro-pneumothorax. Le diagnostic est fait pendant la vie; on draine et on incise. Mort.

A l'autopsie, vaste cavité communiquant avec l'estomac par une perforation du cardia.

OBSERVATION IX

(Leyden, *idem.*)

Homme de soixante-dix ans.

Météorisme, disparition de la matité hépatique, signes amphoriques. Diagnostic exact pendant la vie. Cinq ponctions exploratrices, dont une seule a donné issue à des gaz.

A *l'autopsie*, on attribue l'existence de la poche contenant des gaz et du pus à un ulcère gastrique cicatrisé.

OBSERVATION X

(Leyden, *idem.*)

Femme, collection aéropurulente de l'hypocondre gauche. Signes de pneumothorax.
A *l'autopsie*, on constate l'existence d'un ulcère perforant de l'estomac.

OBSERVATION XI

(Glaeser, *Deuts. med. Wochens.*, 1885, n° 11.)

Femme de trente-six ans. Début subit des accidents. Signes physiques de pneumothorax. Diagnostic fait pendant la vie. A l'autopsie, estomac perforé par un ulcère rond communiquant avec une vaste poche comprise entre le foie, le diaphragme et l'estomac.

OBSERVATION XII

(Bossi, *Gazetta medica Italo-lomb.*, 1886, n° 47.)

Homme de cinquante ans. Tuméfaction de la région épigastrique. Ponction exploratrice, puis évacuatrice, par laquelle on extrait 2 litres de pus et des gaz fétides.

A l'autopsie, ulcère rond perforé sur la petite courbure de l'estomac.

OBSERVATION XIII

(Jolasse, *Berlin. klin. Woch.*, nº 6, p. 128, 8 février 1897.)

Jeune fille de dix-neuf ans, qui après avoir offert des symptômes gastriques, avait, depuis une quinzaine, des points du côté gauche et de l'oppression. Une ponction exploratrice dans le neuvième espace intercostal gauche, au niveau de la ligne scapulaire, révèle la présence de pus fétide.

Résection des neuvième et dixième côtes gauches sur la ligne axillaire ; pas de pus dans la cavité pleurale. Incision faite au diaphragme conduit dans une excavation de la grandeur de deux poings, remplie de pus et de caillots de fibrine.

Cette excavation était limitée par la rate et le diaphragme. Après quelques jours d'amélioration, réascension thermique. En inspectant la cavité opératoire on y découvre des adhérences récentes qui retiennent le pus. La rupture de ces adhérences est suivie de la cessation de la fièvre et d'une très grande amélioration dans l'état général. Trois jours plus tard, broncho-pneumonie droite, qui emporte la malade en quatre jours.

Autopsie. — Outre deux foyers de broncho-pneumonie, on constate l'existence d'un ulcus cicatrisé occupant le milieu de la petite courbure de l'estomac, et d'adhérences avec la face inférieure du lobe hépatique

gauche et le diaphragme. La rate, volumineuse, est en
partie soudée à la paroi thoracique.

OBSERVATION XIV (résumée)

(MM. L. Gaillard et Ch. Monod, *Soc. méd. des
hôpit. de Paris*, 29 juillet 1898.)

Malade de trente-six ans. Antécédents, ulcère de
l'estomac. Le 2 juin, subitement, douleur violente du
côté gauche. Le 5, vomissements, douleur nouvelle,
distension exagérée du ventre. Température, 39 degrés.

Examen. — Le ventre présente une voussure de
l'épigastre qui attire l'attention.

Sur ce point, la paroi était soulevée et tendue, tandis
que dans les autres régions le ballonnement était modéré.
A la percussion, sonorité. En secouant la malade, bruit
de succussion. A la base du thorax, à l'auscultation,
suppression complète du murmure vésiculaire, pas de
souffle amphorique, pas de tintement métallique ; sonorité exagérée à la percussion. Même sonorité dans
l'aisselle. Pas de déplacement du cœur. Pas de déplacement du foie.

L'examen complété le 10 juin donne les résultats
suivants : la voussure épigastrique, étendue de l'appendice xyphoïde à l'ombilic, avait une largeur de 10 centimètres. L'abdomen était partout sensible à la palpation. La matité hépatique semblait augmentée, elle
s'étendait du mamelon droit à une ligne horizontale
passant par l'ombilic. En faisant coucher le malade sur

le côté gauche on obtient de la matité à l'hypocondre gauche, cette région redevenait sonore dans le décubitus latéral droit ; donc la cavité sous-phrénique contenait, avec le gaz, une assez grande quantité de liquide.

Le silence respiratoire de la base gauche prouvait le refoulement du diaphragme vers le thorax.

La température oscillant les jours suivants entre 38°5 et 39°4, l'opération est faite le 18 juin. Incision longitudinale pratiquée sur la voussure à l'épigastre. Gaz et pus en quantité. Drainage.

Guérison complète le 16 juillet. A noter une légère pleurésie sero-fibrineuse à la base gauche.

OBSERVATION XV

(M. Courtois-Suffit, *Société médicale des Hôpitaux*, p. 1296, Paris, 1897.)

Femme âgée de vingt-neuf ans, Marie L...., entre à l'hôpital Beaujon le 1er août.

Antécédents héréditaires bons.

Passé pathologique intéressant.

Réglée à treize ans. Trois enfants, dont le premier mort à deux mois.

En 1894, fausse couche de deux mois. Depuis, pertes blanches et douleurs de ventre constantes.

En 1895, à la suite de fatigues, signes d'ulcère de l'estomac. Le cortège symptomatique persiste jusqu'en 1897.

Le 16 juillet de cette année, cette femme fut prise

d'une douleur extrêmement violente dans la région épigastrique, douleur qui irradia dans tout l'abdomen. Vers 8 heures du soir, les douleurs abdominales redoublèrent d'acuité et devinrent assez intenses pour provoquer des cris. Des nausées, des vomissements glaireux et bilieux apparurent, et la malade perdit connaissance.

Deux médecins appelés à ce moment ordonnèrent le repos absolu, des cataplasmes laudanisés.

Le lendemain matin, la malade entra à l'hôpital Beaujon, dans le service de M. Lucas Championnière.

Les douleurs persistèrent toute la journée, se calmèrent pendant la nuit. Elles avaient cessé le lendemain matin.

Sortie de l'hôpital guérie, la malade, quelques jours après, perdit de nouveau connaissance ; elle fut transportée chez elle.

Nouvelles douleurs abdominales plus violentes au niveau de la région épigastrique.

Diarrhée abondante, fièvre élevée, état général mauvais. La malade entre dans mon service le 2 août.

Étendue, immobile dans le décubitus horizontal, cette femme se plaint peu du ventre spontanément. Pommettes colorées, visage couvert de sueur, température 40 degrés, pouls 120. Ce qui, en poursuivant méthodiquement l'examen, attira le plus mon attention, fut l'aspect irrégulièrement ballonné du ventre.

Celui-ci, météorisé dans son entier, paraît en même temps bilobé ; les deux portions météorisées étant séparées l'une de l'autre par une dépression transversale, allant du rebord des fausses côtes d'un côté, passant par l'ombilic, pour rejoindre un point symétrique du côté opposé.

La voussure inférieure est la plus considérable : elle comprend, en somme, la presque totalité de l'abdomen, s'étend d'un flanc à l'autre, du pubis à l'ombilic.

La voussure supérieure occupe toute la région épigastrique ; à ce niveau, la percussion rend un son tympanique ; la matité hépatique normale n'existe plus, elle est remplacée par du tympanisme, qui se continue en haut, sans interruption, avec la sonorité pulmonaire.

La tension du ventre rend la palpation très difficile ; celle-ci, cependant, réveille une douleur assez intense, étendue à toute la cavité abdominale, avec un point maximum très nettement localisé vers la région épigastrique, exactement au niveau de la dépression transversale qui sépare les deux zones du météorisme.

Ces symptômes comparés à ceux que j'avais déjà observés chez un malade, me firent immédiatement penser à la possibilité d'un abcès gazeux sous-diaphragmatique, consécutif à la perforation d'un ulcère simple de l'estomac. Ce diagnostic me parut certain, quand j'eus constaté les deux signes suivants : en faisant asseoir la malade, les phénomènes perçus à la percussion changèrent immédiatement : une zone de matité apparaissait à la partie inférieure de l'hypocondre droit et de la voussure épigastrique ; et si l'on faisait prendre à la malade la position génu-pectorale, la matité devenait absolue dans toute l'étendue de la zone épigastrique, sonore auparavant.

En secouant à ce moment la malade, on obtenait nettement la sensation de flot.

L'élévation considérable de la température, le début extrêmement brusque des accidents abdominaux, la forme horizontale du météorisme supérieur, ne simulant en rien l'ectasie gastrique ordinaire, ne m'autorisaient pas à penser à cette dernière affection.

Deux jours après (14 août), la malade se plaint d'avoir dans la bouche la sensation d'un goût nauséabond, qu'elle compare à des œufs pourris; puis elle est prise de quintes de toux, à la suite desquelles elle rend un grand verre de matières séro-purulentes. La fièvre est de 39 degrés : les signes physiques persistent identiques.

Le lendemain, légère amélioration.

La voussure épigastrique diminue, la palpation reste douloureuse.

Le 6 août, le facies est plus mauvais. Œdème de la paroi abdominale à l'hypocondre droit. L'opération est décidée.

M. Lejars incise, couche par couche, sur la paroi abdominale; on arrive sur un foyer qui donne immédiatement issue à une grande quantité de gaz, extrêmement fétide, puis à du pus jaunâtre, ocreux, mal lié, d'une quantité égale, environ, à 1 litre.

Lavage, sutures.

Les suites opératoires, bonnes au début, furent terminées par la mort dans le collapsus, au bout de quatre jours.

A *l'autopsie*, on trouve une poche située au niveau de la région épigastrique, du volume de deux poings.

Elle est vide, tapissée par des fausses membranes gri-
sâtres. Elle est limitée, en arrière, par la face antérieure
du lobe gauche du foie; à droite, par le ligament suspenseur; à gauche, par des adhérences entre la paroi
thoracique et l'estomac; en haut et en avant, par la concavité du diaphragme et la portion épigastrique de la
paroi abdominale antérieure; en bas, par le côlon
transverse.

L'ablation du plastron sterno-costal permet de constater l'existence d'une autre poche située dans l'hypocondre gauche; elle est remplie d'une bouillie noirâ-
tre et fétide; elle a les mêmes dimensions que la première. Les parois sont fermées, en dehors, en arrière
et en avant, par la paroi thoracique latérale et les
insertions costales du diaphragme; en haut, par le diaphragme, imperforé mais ramolli; en bas, par le coude
gauche du côlon et des adhérences; en dedans, par la
rate réduite en bouillie et la partie latérale gauche de
l'estomac.

A droite, après avoir soulevé le foie, on trouve une
nouvelle cavité purulente, qui est très probablement
une dépendance de la poche épigastrique. Elle est al-
longée de bas en haut et limitée en dehors par la paroi
du flanc droit; en dedans, par la face externe du côlon
ascendant; en bas, par des adhérences entre la paroi et
le côlon ascendant, un peu au-dessus de la crête
iliaque.

On parvient assez facilement à libérer l'estomac,
fixé cependant en avant, au foie, par des adhérences
épaisses.

On y rencontre deux perforations L'une, de la

dimension d'une pièce de 1 franc, est située sur la face antérieure de l'estomac, à l'union de la grosse tubérosité et du corps de l'organe, assez près de la petite courbure ; l'autre, plus petite, est située sur la face postérieure de l'organe, à un point presque symétrique de la première perforation.

Ces deux perforations sont toutes deux très nettement circulaires, à bords taillés à pic, un peu épaissis et noirâtres.

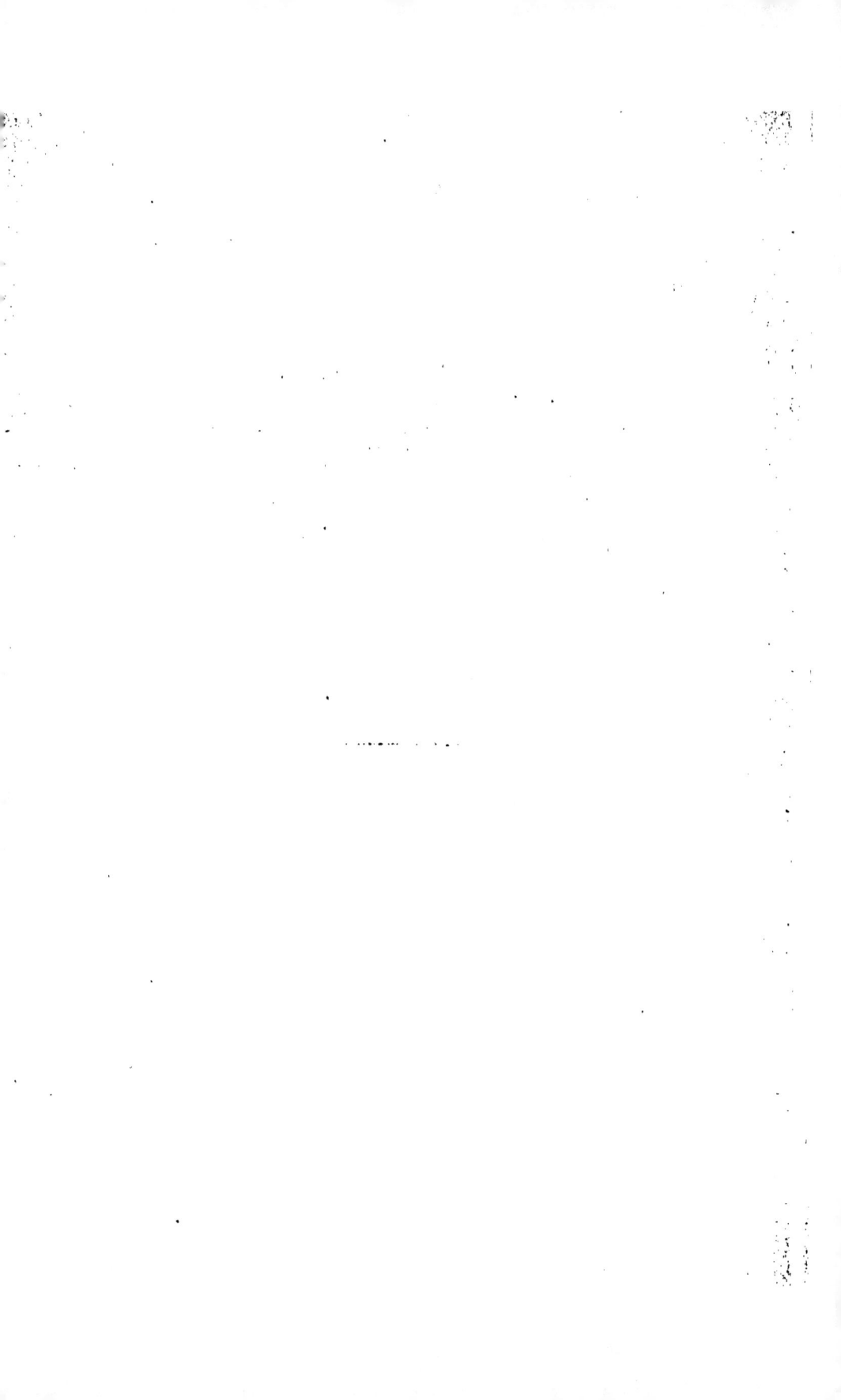

CONCLUSIONS

I. — Les abcès gazeux sous-diaphragmatiques se trouvent, par la nature gazeuse d'une partie de leur contenu et par leur situation juxta-pulmonaire, dans des conditions physiques spéciales. De là vient qu'ils se révèlent habituellement par des symptômes qui sont précisément les symptômes de l'hydro-pneumothorax : souffle amphorique, tintement métallique, bruit d'airain, bruit de flot par la succussion, absence de vibrations thoraciques. Cette singularité d'une affection abdominale se traduisant par des symptômes thoraciques donne à ces abcès un intérêt tout particulier.

II. — Le pyo-pneumothorax sous-phrénique reconnaît très souvent pour cause (dans ce travail nous n'avons envisagé que ce cas) un ulcère perforant de l'estomac (16 fois sur 20 cas).

III. — Ces abcès évoluent généralement en deux phases (phase abdominale, phase thoracique).

IV. — C'est surtout avec le pyo-pneumothorax que

l'abcès gazeux peut être confondu. Le mode de début abdominal, l'intégrité relative des poumons, l'abaissement de la limite sonore de l'abcès pendant les grandes inspirations, le mode d'écoulement du liquide purulent au moment d'une ponction, constituent les meilleurs éléments différentiels de ce diagnostic, qui est souvent très difficile.

V. — Un diagnostic et une intervention chirurgicale précoce faits à temps (cas de Debove) rendront le pronostic moins redoutable.

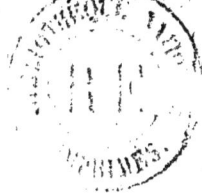

BIBLIOGRAPHIE

Barlow, London med. Gaz, mai 1845.
Besredka, thèse de Paris, 1897.
Bouveret, Maladies de l'estomac.
Cossy, Archives générales de médecine, novembre 1879.
Debove et Rémond, Gaz. des Hôpitaux n° 124, 1890.
Debove et Renaut, Ulcère de l'estomac.
Deschamps, thèse de Paris, 1886.
Doyon, Province médicale, Lyon, p. 364, 1890.
Duplay et Reclus, Traité de chirurgie.
Eisenlohr, Berl. klin. Woch., n° 37, 1877.
Grandsire, thèse de Paris, 1894-1895.
Haward, Soc. clin. de Londres, janvier 1893.
Laveran et Tessier, Path. int.
Jaccoud, Clinique de la Pitié, 1883-1884.
Leyden, Berlin. klin. Woch., 1879-1899.
Martin, thèse de Paris, 1891-1892.
Martinet, thèse de Paris, 1898-1899.
Mercklen, Soc. méd. Hôp., Paris, p. 536, 1897.
Nowack, Schmidt's Jahrbücher, n° 10, 1891.
Pfuhl, Berl. klin. Woch., p. 57, 1897.
Radaman, thèse de Paris, 1890-1891.
Rosain, thèse de Paris, 1897.
Soisselier, thèse de Lyon, 1898.
Tartavez, thèse de Lyon, 1897-1898.
Bulletin de la Société anat. de Paris, p. 33, 1888.
Bulletin et Mémoires de Soc. chir., Paris, 1897.

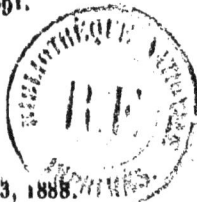

TABLE

Lyon. — Imp. Pitrat Ainé, A. Rey Succr — 26149

239

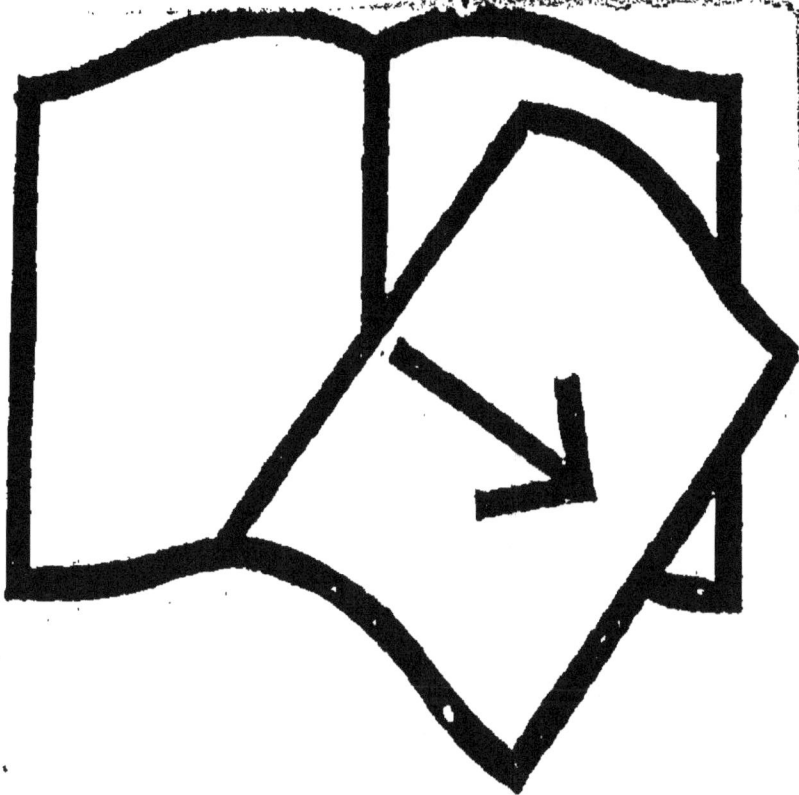

Documents manquants (pages, cahiers...)
NF Z 43-120-13

www.ingramcontent.com/pod-product-compliance
Lightning Source LLC
Chambersburg PA
CBHW071301200326
41521CB00009B/1867